AF475645

EXPOSÉ

THÉORIQUE ET PRATIQUE

D'UN

TRAITEMENT CURATIF ET PRÉVENTIF

DE

LA GOUTTE

ET DES RHUMATISMES GOUTTEUX.

ÉDITION NOUVELLE.

PARIS.

J.-B. BAILLIÈRE, LIBRAIRE, rue Hautefeuille, 19.

BÉRAL, PHARMACIEN, rue de la Paix, 14.

A Londres, chez L. BAILLIÈRE, 219, Regent's-Street.

A Madrid, chez C. BAILLY-BAILLIÈRE, calle del Principe, 11.

1851

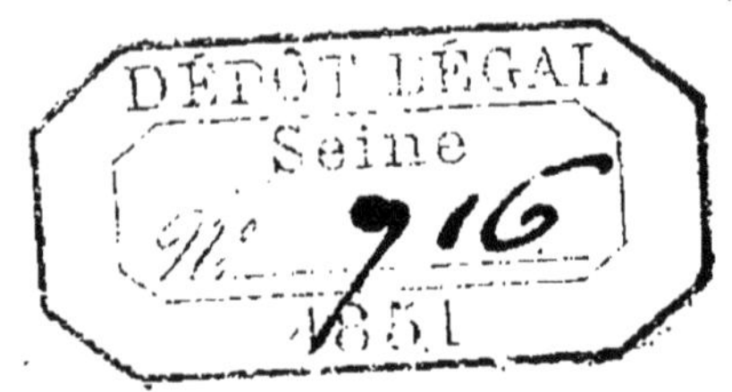

EXPOSÉ

THÉORIQUE ET PRATIQUE

D'UN

TRAITEMENT CURATIF ET PRÉVENTIF

DE

LA GOUTTE

ET DES RHUMATISMES GOUTTEUX.

EXPOSÉ

THÉORIQUE ET PRATIQUE

D'UN

TRAITEMENT CURATIF ET PRÉVENTIF

DE

LA GOUTTE

ET DES RHUMATISMES GOUTTEUX

PAR

LE DOCTEUR LAVILLE.

PARIS.

IMPRIMÉ PAR HENRI ET CHARLES NOBLET,

Rue Saint-Dominique, 56.

1851

TABLE.

AVERTISSEMENT.

La médication dont je parle dans cette édition nouvelle, n'a pas seulement pour but d'enrayer les accès, mais encore d'en prévenir le retour. Elle doit en outre assouplir les articulations, et faire disparaître les nodosités, jusqu'ici presque toujours ineffaçables. La disparition progressive des stigmates de la goutte est vraiment la pierre de touche pour apprécier un remède antigoutteux. Ce résultat si caractéristique, obtenu *sans médicament perturbateur*, démontre assez qu'il n'est pas seulement question de l'avortement éphémère des attaques, décoré, par certains auteurs, du nom pompeux de cure de la goutte, mais qu'il s'agit, avant tout, de guérison sérieuse, durable, complètement exempte de dangers.

Avant de juger, qu'on veuille bien nous entendre.

Nous n'avons eu qu'un seul désir, celui d'être vraiment utile : aussi avons-nous restreint le plus possible le cadre de cet exposé, sans avoir cependant rien omis d'essentiel.

EXPOSÉ
THÉORIQUE ET PRATIQUE
D'UN
TRAITEMENT CURATIF ET PRÉVENTIF
DE
LA GOUTTE
ET DES RHUMATISMES GOUTTEUX.

Défiance des goutteux, bien naturelle.

Livré depuis longues années à des études spéciales sur les maladies arthritiques et sur la goutte en particulier, je cède aux instances des personnes les plus honorables, en faisant connaître sommairement le fruit de mes recherches.

Les goutteux, en général, sont défiants en fait de remèdes; et, il faut l'avouer, leur défiance n'est que trop bien justifiée. En effet, pour quiconque ne vit pas au jour le jour, le point essentiel n'est pas de faire avorter une attaque de goutte, mais de savoir si le moyen pour y parvenir ne serait pas tôt ou tard dangereux, comme tant de remèdes vantés jusqu'ici.

En outre, il convient de se demander si les attaques successivement conjurées n'augmentent pas le péril au lieu de le diminuer; si ce ne serait pas opposer un obstacle au cours d'une rivière, dont les eaux amoncelées, ne trouvant plus d'issue, produiraient les plus grands ravages. N'est-il pas en effet extrêmement commun de rencontrer des personnes qui se plaignent que la suppression des attaques provoque le retour plus fréquent des crises? Si donc il est bon d'enrayer un accès, ce ne doit être qu'à condition que, plus tard, on n'aura pas à s'en repentir, et qu'on ne paiera pas, par des souffrances plus intenses et plus rapprochées, un soulagement momentané.

Car il ne faut pas oublier que c'est la constitution goutteuse tout entière qu'il s'agit de modifier, et non pas seulement quelques-unes de ses manifestations, quelques-uns de ses symptômes : or, pour y parvenir, il fallait d'abord se faire une juste idée de la nature de la goutte, et ensuite savoir s'il était possible de la combattre avec succès.

Qu'est-ce que la goutte? Comment la guérir?

Je me suis, en commençant mon travail, proposé de résoudre ces deux questions :

1° En quoi consiste la goutte?

2° Quelles doivent être les propriétés d'un médicament pour la guérir, non-seulement sans danger, mais avec profit pour la santé?

Pour la solution de la première question, j'ai d'abord consulté les meilleurs ouvrages des anciens et des modernes, depuis Hippocrate jusqu'à Sydenham et Scudamore; mais, tout en rendant hommage à leurs vues plus ou moins ingénieuses, je n'ai rencontré nulle part une définition nette, claire et précise: et, parmi les plus affirmatifs, il n'en est pas dont les théories soient pleinement sanctionnées par la pratique. Cela vient sans doute de ce que, pour les uns, les moyens d'investigation n'étaient pas assez perfectionnés, et de ce que les autres n'ont pas suffisamment interrogé la chimie dans des questions où elle devait remplir le principal rôle. J'ai donc été obligé d'étudier la diathèse goutteuse sur les goutteux eux-mêmes, et ainsi j'ai pu soumettre mon travail au contrôle de l'expérience.

J'épargnerai au lecteur la longueur et l'aridité d'un labeur aussi opiniâtre, pour le conduire vite à la conclusion.

En interrogeant soigneusement tous les goutteux, en réfléchissant à leurs antécédents, en ne négligeant aucun commémoratif, j'ai constamment observé que les premières atteintes de la goutte ont toujours et invariablement été précédées *d'un changement* ou *d'une suppression* de la transpiration, d'un désordre quelconque de la vessie ou des intestins, et il n'y a pas, que je sache, une seule exception à cette règle.

Pour découvrir la cause de ces phénomènes, il fallait suivre la route tracée par Berthollet, étudier à fond les changements successifs, les différences de composition chimique de l'urine, de la sueur et de la bile. Nous devions même tenir compte de la déperdition fréquente de la liqueur séminale, dont sont trop prodigues les hommes de plaisir, sans peser les conséquences d'une telle conduite. Les membranes séreuses synoviales, qui entourent les articulations mobiles, ont aussi appelé notre attention d'une manière toute particulière. Il suffit de songer un instant au rôle important que jouent ces tissus chargés de sécréter la synovie, pour déplorer que leur étude ait été si complètement négligée.

Conçoit-on en effet que, dans une maladie qui attaque spécialement les jointures, on se soit à peine occupé de la synovie, destinée à lubrifier les articulations, à entretenir et à faciliter le mouvement ?

Si cette liqueur douce, onctueuse, semblable à du blanc d'œuf, devient acide, les extrémités osseuses seront bien vite corrodées. Si c'est un fluide aqueux, sans cohésion, l'articulation manque de soutien et les chocs ne sont plus amortis. En outre, les nodosités sont certainement dues, selon nous, à un suintement de la synovie par la surface externe des capsules séreuses articulaires; cette exhalation des membranes séreuses par leur surface adhérente, cette espèce d'exosmose, est un phénomène pathologique, dont il importait grandement de scruter le mécanisme, et on ne se figurerait jamais tout ce qu'il faut dépenser de patience, de temps et de soins, pour déduire des conséquences qui puissent avoir un résultat pratique.

Toutes ces fonctions que j'indique rapidement, sans vouloir entrer ici dans aucun développement scientifique, devaient être scrupuleusement examinées séparément et surtout dans leur ensemble.

J'ai donc soumis à des analyses fréquentes et rigoureuses les différents produits de sécrétion des goutteux, avant, pendant et après les crises. — De mes observations et de mes recherches résulte pour moi la preuve évidente, confirmée d'ailleurs par l'expérience, que la goutte est due à un *défaut* ou à une *altération* de sécrétion, cutanée, urinaire, ou intestinale.

Ceci posé, nous sommes déjà sur la voie pour déduire les propriétés d'un médicament qui puisse guérir la goutte, non-seulement sans danger, mais avec profit pour la santé.

Ce sera d'abord un médicament capable de rétablir la transpiration, si elle a été supprimée; de ramener le cours des urines à son volume normal, et de détruire la constipation trop opiniâtre, si elle existe. Mais il ne suffirait pas encore que ces trois fonctions se fissent bien sous le rapport de *la quantité*, elles demandent encore et surtout *la qualité*.

En effet, nous avons parlé non-seulement du *défaut*, mais aussi de l'*altération* de sécrétion. Car la transpiration, la miction et l'exonération doivent être non-seulement assez abondantes, mais charrier au dehors certains principes dont le séjour produirait les plus graves désordres.

C'est précisément ce que nous voyons dans la goutte. N'arrive-t-il pas souvent qu'après une attaque, les articulations se trouvent déformées par des concrétions tophacées?

N'est-ce pas une indication de la nature pour nous mettre sur la voie?

Ces traces du passage de la goutte ont été analysées par les chimistes Wollaston, Fourcroy, Vauquelin, Barruel, et tout le monde connaît maintenant les sels dont elles sont composées.

Restait donc à trouver un médicament, un composé quelconque, qui empêchât ces sels de se concentrer aussi abondamment dans l'économie.

Ainsi, après avoir répondu à la première question, nous sommes en mesure maintenant de résoudre la seconde, savoir : quelles doivent être les propriétés d'un médicament pour guérir la goutte, non-seulement sans danger, mais avec profit pour la santé?

Ce sera donc un médicament qui donnera aux produits des trois grands émonctoires du corps *la quantité* et *la qualité* nécessaires.

Acuité et chronicité.

Ici s'élève une question préjudicielle de la plus haute importance, et qui domine toute la thérapeutique antigoutteuse.

Le médicament applicable à l'état aigu, peut-il convenir à l'état chronique ?

Quelques essais ont pu d'abord en imposer sur ce point; mais une expérience prolongée et une mûre réflexion m'ont démontré jusqu'à l'évidence, qu'il ne saurait en être ainsi. Et, en effet, tous les médicaments antigoutteux, si prônés jusqu'ici, n'ont jamais réussi qu'à diminuer les crises. C'est déjà quelque chose, sans doute, mais il ne faut rien exagérer; là se borne toute leur action, et s'il n'est pas exact d'affirmer que les accès deviennent de plus en plus fréquents, à mesure qu'on parvient à les enrayer, il n'est pas plus conforme à la vérité de dire qu'on en ajourne le retour en les supprimant. Ce serait s'appuyer sur des expériences hâtives ou tronquées. Au reste, dans une question aussi complexe, et qui exige des recherches si longues et si multipliées, l'erreur peut facilement se glisser, si l'on ne se tient pas constamment sur ses gardes.

Mais tous les goutteux, ceux surtout qui le sont depuis longues années, avoueront que jusqu'ici on a pu amoindrir les accès, mais que jamais on n'est parvenu à faire rétrograder la goutte elle-même. C'est un point malheureusement trop bien établi, malgré les allégations contraires, mais qui ne sont pas toutes désintéressées.

Il était donc de la plus haute importance de chercher des substances capables non-seulement d'arrêter le développement de la goutte, mais encore d'en détruire le germe, s'il était possible. On ne pouvait y parvenir qu'en séparant avec un soin extrême ce qu'on a toujours confondu : *la chronicité* et *l'acuité* de la goutte.

En effet, dans la goutte aiguë, les douleurs étant intolérables, le remède doit être aussi prompt qu'efficace : autrement, sans compter les souffrances inouïes du malade, les articulations successivement ou simultanément labourées par la goutte se déforment ou s'ankylosent ; il importe donc de prévenir au plus vite de tels désordres : or, la liqueur, dont il sera parlé plus bas, réussit alors de la manière la plus heureuse.

Mais dans la goutte chronique, on s'abuserait étrangement si l'on tentait d'employer les mêmes moyens. Car il ne s'agit plus d'éteindre la maison incendiée, mais de la rendre incombustible.

La goutte chronique est souvent acquise, mais plus souvent encore elle est transmise par l'hérédité : c'est donc l'organisme tout entier qu'il faut purifier : or, dans ce cas, les remèdes violents doivent être sévèrement bannis ; d'abord parce que l'économie se révolterait, que le but serait manqué, et parce que la santé s'en trouverait bientôt gravement atteinte.

L'action insensible du temps ayant engendré la goutte, il faut aussi un certain laps de temps pour en triompher. C'est, pour ainsi dire, atôme par atôme, que l'élimination doit se faire ; on ne sera donc pas surpris qu'il faille de la persévérance pour parvenir à une cure radicale. Encore une fois, que l'on se garde bien de confondre l'état chronique avec l'état aigu : si le premier exige des mois, le second ne demande que quelques heures pour sa guérison.

A chaque état spécial, une méthode spéciale ; à un mal aigu, un remède prompt et sûr. Mais quand il s'agit d'un mal chronique, invétéré, constituant, pour ainsi dire, une seconde nature, une médication trop active serait vraiment incendiaire.

On doit, en quelque sorte, suivre en sens inverse la même marche que le mal a suivie ; c'est à pas lents que l'économie s'est trouvée envahie ; c'est par degrés insensibles qu'elle peut seulement s'épurer. L'ennemi a cheminé sourdement et ne s'est révélé que lorsque déjà il était maître de la position ; il faut le refouler peu à peu jusqu'à ce qu'il ait perdu tout le terrain qu'il avait gagné : le médicament doit donc opérer à l'insu, pour ainsi dire, de celui qui le prend; or, les pilules dont l'effet sera expliqué plus loin, atteignent ce but si désirable, tant leur action est douce et inoffensive quoique d'une efficacité assurée.

Il n'y a que ceux qui n'ont aucune idée de la nature de la goutte ou qui n'ont jamais été aux prises avec cette terrible affection qui pourraient nous reprocher notre sage lenteur et notre prudente temporisation ; les goutteux n'y verront qu'un motif de confiance et de complète sécurité.

On ne saurait trop le redire : lorsqu'il faut modifier profondément une constitution, corriger sa nature, substituer des sécrétions normales à des produits hétérogènes ; éliminer de l'économie des sels qui entravent toutes ses fonctions, s'opposent au jeu régulier de ses organes, et qu'il s'agit d'effectuer un changement aussi radical, sans faire courir aucune chance, sans exposer à aucun péril, ce ne peut être évidemment l'affaire d'un jour, et celui qui sera pénétré de la difficulté de l'entreprise et de la grandeur du résultat, ne marchandera ni les jours ni les mois.

Mais d'un autre côté, il ne serait pas raisonnable de demander une longue patience, sans offrir aucune garantie, sans donner la preuve que la persévérance sera couronnée par le succès.

A ce sujet les renseignements les plus complets seront fournis à ceux qui les demanderont.

Nous n'avons pas jugé qu'il fût digne ni convenable d'afficher en public des noms honorables, comme pour nous servir de réclame.

D'ailleurs de mois en mois les doutes s'évanouiront par une amélioration de plus en plus appréciable. Donc, en résumé, la *liqueur* est destinée à *l'état aigu*, et les *pilules à l'état chronique*.

Cette séparation n'est pourtant pas si tranchée qu'on ne puisse quelquefois boire quelques cuillerées de la liqueur pour se procurer, par exemple, une purgation mensuelle; de même qu'il n'est pas toujours nécessaire d'attendre que l'état aigu n'ait plus laissé de traces pour recourir aux pilules. C'est seulement une règle générale que nous établissons.

Donnons d'abord la manière de prendre la liqueur, ensuite nous parlerons des pilules.

Manière de faire usage de la liqueur dans la goutte aiguë.

Quand on est en proie à la douleur, il faut prendre *une* cuillerée à café de la liqueur ; *deux* même, si l'invasion est très-violente et les souffrances atroces ; et ensuite toutes les 4 ou 5 heures, *une seule* cuillerée jusqu'à concurrence en tout de *quatre* ou *cinq* cuillerées à café, à moins que par la cessation de la douleur ou l'apparition des garderobes, on ne fût pas obligé d'aller jusqu'à ce nombre.

Quoi qu'il en soit, ces cuillerées étant prises, ou à peu près, il faut attendre 36 ou 48 heures avant de recommencer; car le médicament, prompt à calmer la douleur, et à enrayer l'accès à toutes ses périodes, ne détermine quelquefois des évacuations que deux jours après son ingestion; c'est pourquoi il ne faut pas se hâter de répéter trop vite les doses.

Si, après avoir suspendu le médicament pendant deux jours, il n'y avait pas d'évacuations, et s'il restait encore de la douleur, il faudrait reprendre quelques cuillerées à café, *trois* ou *quatre* en un jour, avec les intervalles marqués ci-dessus, et se reposer au moins 24 heures pour laisser agir le médicament.

Du reste, on sera bien vite au courant du nombre de cuillerées nécessaires pour obtenir quelques évacuations, et on se règlera là-dessus; mais il ne faut jamais prendre plus de *quatre* ou *cinq* cuillerées à café en un jour.

Ces cuillerées étant prises, il est nécessaire d'en attendre l'effet un ou deux jours, avant de recommencer, si l'amélioration ne se dessinait pas, ce qui doit être extrêmement rare et ne pourrait venir que d'une constitution réfractaire à toute action purgative. Si 10 ou 12 heures après avoir pris *quatre* ou *cinq* cuillerées à café, on ne remarquait aucune disposition aux évacuations, on pourrait les provoquer en buvant du bouillon aux herbes, de veau, de poulet, etc., et en prenant des lavements d'eau ordinaire, ou rendus laxatifs par l'addition de 30 ou 60 grammes de miel commun ou de mélasse. Nous avons guéri des attaques violentes sans exciter de garderobes; l'exubérance du principe goutteux avait coulé avec la sueur et les urines. En général, il est plus sûr d'en obtenir, parce que le mieux ne tarde presque jamais à venir à leur suite, mais si l'amélioration s'était prononcée, il ne faudrait nullement s'en préoccuper.

Si le nombre des selles paraissait suffisant et qu'on jugeât à propos d'en suspendre le cours, soit à cause d'une constitution faible et débile, soit pour tout autre motif, on donnerait quelques demi-lavements émollients de graines de lin ou de racine de guimauve, avec addition, si c'était nécessaire, de quelques gouttes de laudanum, et les évacuations cesseraient aussitôt.

Pendant une huitaine de jours, après une attaque de goutte aiguë, il est bon de prendre quelques cuillerées à café de la liqueur pour avoir 2 ou 3 selles par jour, afin d'éliminer le reste du principe goutteux. On conçoit, du reste, qu'il ne puisse être fixé d'avance un nombre de jours bien précis : cela dépend du sujet, et surtout de la nature de la goutte.

Si l'on a attendu que les articulations fussent énormément gonflées, il faudra plus de temps évidemment pour que la résolution s'opère. Si l'on a été assailli par une de ces attaques qui auraient sévi pendant 3 ou 4 mois, on ne doit pas s'étonner si, pendant quelques jours, il faut être sur ses gardes.

Après avoir quitté, la goutte menace-t-elle encore ? Ce n'est peut-être qu'une panique ; mais ne parlementez pas, et chassez jusqu'au doute en buvant quelques cuillerées.

D'après une longue expérience qui ne s'est jamais démentie, nous pouvons affirmer que si un goutteux se trouve forcé de garder le lit pendant quelques jours, il ne devra s'en prendre qu'à lui.

même : c'est qu'il n'aura pas suivi nos prescriptions, et qu'il aura donné le temps à la goutte d'élire domicile.

Pendant le premier jour de crise aiguë, où l'on prend régulièrement les cuillerées, il est bon d'observer la diète, et même pendant le second jour de manger peu. Les jours suivants on peut davantage satisfaire son appétit ; mais pendant toute la durée de la crise, l'alimentation doit être très-modérée. Au reste, la liqueur produisant un peu d'inappétence favorise d'autant mieux le traitement.

Pour prendre les doses, il faut qu'il y ait au moins deux heures avant et quatre heures au moins après un repas, afin de ne pas troubler la digestion.

Les cuillerées peuvent se prendre pures ; mais il est bon de les mettre dans environ un quart de verre d'eau sucrée ou, mieux encore, dans une infusion de tilleul et de fleurs d'oranger, de thé, de mélisse, de menthe, dans un sirop quelconque, à volonté. Les personnes qui éprouveraient des renvois désagréables, pourront les mettre dans du café à l'eau ou au lait, chaud et sucré, et prendre ensuite des pastilles de menthe.

Cette liqueur offre même cet avantage qu'elle peut être prise en lavement, tout en conservant la même efficacité. On aurait soin de débarrasser préalablement l'intestin par un lavement ordinaire, ensuite on mettrait une dose double, c'est-à-dire *deux* cuillerées à café de la liqueur dans un quart de lavement d'eau simple ou de graine de lin qu'on garderait le plus longtemps possible. On le réitérerait plus ou moins souvent, selon l'effet; et si l'on ne pouvait le garder assez longtemps pour en obtenir un résultat, il faudrait le renouveler.

Ainsi, les personnes qui pendant les accès éprouvent des vomissements pourront choisir ce moyen : car, nous le répétons, le médicament est aussi efficace par la voie anale, et chacun est libre d'opter pour l'un ou l'autre mode d'introduction.

Cette facilité de se guérir par un moyen aussi simple doit, ce nous semble, aplanir beaucoup de difficultés.

Quand l'attaque aiguë est passée, il ne faut pas s'endormir dans une fausse sécurité et croire que l'ennemi vaincu ne reviendra jamais à la charge. Loin de nous la sotte prétention de guérir à tout jamais en une seule fois, La goutte est une hydre dont il ne faut pas se contenter d'abattre une seule tête. Mais si au premier avertissement de la douleur, après un excès de table, de plaisir, de fatigue, de travail, si enfin, aux premières sensations de ces avant-coureurs qui trompent rarement un goutteux, on a recours aux cuillerées, l'accès près d'éclater sera conjuré sur-le-champ.

Et pour se garantir contre de perpétuelles rechutes, on consultera ci-après la marche à suivre dans la goutte chronique ou dans l'intervalle des accès. Souvent la goutte quitte son siège de prédilection, les articulations, pour se porter à l'intérieur sur un organe plus important : c'est ce qu'on a appelé *goutte remontée*. Dans tous ces cas il est essentiel de recourir à la liqueur pour s'opposer au développement d'accidents qui pourraient devenir funestes.

On prendra donc, matin et soir, *une* cuillerée à café, ou une cuillerée et demie, un peu plus, un peu moins, selon les tempéraments, pour obtenir deux ou trois selles par jour. Ces prises, éloignées de deux ou trois heures avant et de quatre ou cinq heures après les repas, ne dérangeraient en rien le régime ordinaire. On continuerait ainsi pendant quelques jours, et toute inquiétude s'évanouirait bientôt.

Conduite à tenir dans la goutte chronique, ou dans l'intervalle des accès.

Après avoir éprouvé une attaque de goutte, on doit s'attendre ordinairement à en éprouver beaucoup d'autres. Si l'on veut ne pas s'exposer à des récidives sans fin, il faut recourir aux pilules selon le mode que je vais exposer. Il est nécessaire encore d'en faire usage si l'on désire la disparition des nodosités, de ces espèces d'étapes de la goutte, qu'elle est toujours près de visiter de nouveau, pour y graver ses empreintes de plus en plus gênantes et difformes.

Nombre de pilules à prendre dans la goutte chronique ou dans l'intervalle des accès.

Principaux cas qui peuvent se présenter.

1° S'il s'agit de goutte simple, sans nodosité, sans raideur des articulations, sans douleur permanente, mais dont les crises, assez bénignes d'ailleurs, se déclarent une ou deux fois par an, il suffira, pour en prévenir le retour, de prendre 3 ou 4 pilules chaque jour, jusqu'à ce que l'on ait passé deux ou trois époques où les crises auraient dû reparaître.

Si la goutte était encore moins grave que je ne viens de le dire, 2 ou 3 pilules par jour, pendant le même espace de temps, seraient suffisantes.

2° S'il était question d'empêcher le retour d'accès fréquents, longs et violents, on commencerait par cinq ou six pilules, par jour, et, après quelque temps, on pourrait graduellement ajouter quelques pilules, si c'était nécessaire, pour maîtriser entièrement les symptômes.

Si cependant on était surpris par une attaque, on cesserait les pilules pour boire de la liqueur, et la crise une fois conjurée, pour prévenir les rechutes, on reprendrait des pilules.

Lorsque les accès ne séviraient plus, il faudrait encore continuer quelque temps l'usage des pilules pour ne pas soustraire tout-à-coup l'économie à un médicament si salutaire.

Aux périodes où l'attaque se déclarait plus particulièrement, il conviendrait de revenir aux pilules, plus ou moins longtemps, selon la fréquence et la violence des accès qu'on aurait subis précédemment.

3° Si, outre les accès plus ou moins

réguliers, il y avait empâtement, difformité des jointures, soudées par de nombreuses concrétions, on prendrait trois ou quatre pilules le matin et autant le soir.

Après quelque temps, on pourrait, par gradation, augmenter la dose, si l'on sentait la nécessité de hâter les progrès, qui alors ne se feraient plus attendre.

En continuant ainsi plus ou moins longtemps, selon les progrès obtenus et à obtenir, on parviendrait non-seulement à vaincre les accès, mais encore à restituer aux articulations le mouvement dont elles étaient privées.

Tant qu'il y aura des nodus à effacer, on prendra, chaque année, plus ou moins de pilules, et plus ou moins longtemps, selon le nombre, le volume et l'ancienneté de ces nodus que la goutte aurait élevés au milieu de ses ravages.

4° Il nous serait impossible d'énumérer ici toutes les variétés de gouttes chroniques; il y a une infinité de nuances qu'on ne peut décrire; mais il sera certainement facile de se conduire, puisque dans quelque hypothèse que ce soit, on peut toujours commencer par trois ou quatre pilules, et les augmenter progressivement, si l'amélioration tardait à se faire sentir.

Objections sur le nombre de pilules et le laps de temps.

Ceux qui m'objecteraient le nombre de pilules et le temps pendant lequel il faut les prendre, ne devront accuser que la gravité de leur état.

Il est évident que j'ai dû graduer les doses selon les progrès du mal. Entre le minimum et le maximum de temps et de pilules, j'ai suivi l'échelle de proportion, depuis le cas le plus léger jusqu'au plus grave.

C'est toujours un malheur que d'oublier cette maxime si pleine de sagesse :

Principiis obsta : serò medicina paratur,
Cùm mala per longas invaluere moras.

Au reste, dans toute enquête de commodo et incommodo, il ne faut pas seulement s'appesantir sur les inconvénients, sans penser aux avantages. Sans doute, il serait préférable de se guérir en fort peu de jours; mais malheureusement la goutte n'est pas une de ces maladies qu'on puisse juguler de cette manière.

En outre, ne serait-il pas déraisonnable d'espérer, en quelques mois, une cure radicale d'une maladie essentiellement constitutionnelle, souvent même héréditaire ?

Quant au nombre de pilules, n'est-ce pas une garantie de leur complète innocuité ?

En effet, elles sont modificatrices de l'économie, mais nullement perturbatrices; elles n'imposent aucune privation, ne soumettent à aucun régime particulier, et ne troublent l'exercice d'aucune espèce de fonction, qu'elles tendent au contraire à régulariser.

Si l'on songe qu'il s'agit pour le goutteux de n'être plus attaché sur son lit de douleur, en proie aux déchirements de la goutte, comme Prométhée aux morsures du vautour; si l'on réfléchit qu'il s'agit pour lui de ne plus traîner le boulet qui enchaîne tous ses pas; si l'on considère enfin qu'il est question de terrasser un ennemi qui épie tous les mouvements de sa victime pour la frapper à coup sûr, pourra-t-on regretter quelques années de soins, d'ailleurs si faciles et si peu coûteux?

Manière de prendre les pilules.

On peut envelopper les pilules dans du pain azyme trempé dans l'eau, ou les rouler dans toute espèce de confitures. Immédiatement après, il est bon de boire un demi-verre d'eau sucrée en y ajoutant du vin, si l'on veut ; il serait préférable de boire une tasse d'une infusion aromatique quelconque, soit de thé, de sauge, de mélisse, de menthe, de tilleul, de fleurs d'oranger, de bourrache, édulcorée selon le goût du malade.

Les pilules peuvent se prendre en une, deux, trois ou quatre fois dans la journée, pourvu que ce soit au moins une heure avant et au moins trois heures après un repas.

Les personnes qui ne sauraient avaler de pilules pourraient les écraser et les tenir en suspension dans un quart de lavement émollient.

Du maximum de pilules.

Le maximum de pilules ne peut être énoncé que d'une manière approximative : quatre ou cinq le matin, et autant le soir, ont suffi dans la majorité des cas ; mais peut-être sera-t-il bon quelquefois d'en élever momentanément le nombre pour le diminuer ensuite ; chacun en jugera par la lenteur ou la rapidité de l'amélioration.

Evidemment il convient de laisser à l'organisme le temps de se modifier, et ne pas s'attendre à un changement à vue du jour au lendemain ; rien ne doit s'opérer par brusque transition.

En général, il vaut mieux continuer une dose plus longtemps que de l'accroître trop rapidement. Il ne faut rien outrer, pas même les bonnes choses, et ce serait une grave erreur que de penser que l'on peut forcer la nature en forçant les doses. On manquerait le but pour vouloir l'atteindre trop vite.

Nous devons rassurer les personnes timides qui craindraient de prendre quelques pilules de trop.

Les substances qui les composent ne peuvent être nuisibles en aucun cas, et il n'y aurait aucune espèce de danger en doublant ou même en triplant le nombre fixé.

En persévérant plus ou moins longtemps, selon la gravité du mal, les articulations recouvreront progressivement leur souplesse, et l'on verra les nodus se ramollir pour diminuer insensiblement.

Ce dernier caractère est vraiment le plus infaillible pour juger d'un remède réellement antigoutteux.

A cette preuve péremptoire, nous

pouvons, à l'aide de la chimie, en ajouter une autre tout aussi palpable, tout aussi matérielle.

Les tophus des articulations sont composés surtout d'acide urique, d'urate d'ammoniaque, de soude et de phosphate de chaux; eh bien! voilà précisément les sels qui se trouveront dans les évacuations et en particulier dans l'urine, de sorte que les réactifs chimiques qui en décélaient à peine quelques traces avant l'usage de la liqueur ou des pilules, en montreront, après leur emploi, une énorme quantité qui n'y existait pas auparavant.

Ainsi, par la synthèse on pourra recomposer les nodus dont l'analyse avait démontré les principaux éléments: donc on recueille la preuve la plus convaincante que médicament ait pu jamais offrir; c'est donc la méthode la plus rationnelle que l'on puisse suivre, et nous pouvions vraiment répondre à un général qui nous demandait où passait la goutte : *qu'elle suivait le cours des évacuations*, puisque, en effet, l'analyse chimique, comme nous l'avons déjà dit, y retrouve tous les principes qui la produisent.

Il n'y a donc pas possibilité de répercussion, et loin qu'il y ait danger, il y a profit pour la santé à faire usage de cette méthode, puisqu'elle empêche la prédominance et le séjour de certains sels pernicieux à toute l'économie.

Peut-on fixer un terme à l'emploi des pilules ?

Il est évident qu'une limite rigoureuse ne saurait être assignée. On ne pourrait bâtir que des hypothèses et de vagues conjectures.

Certaines gouttes ont été très-heureusement modifiées après 2 ou 3 mois et seulement avec quelques pilules. D'autres ont exigé beaucoup plus de temps et plus de pilules: tout cela dépend d'une foule de considérations qu'on ne peut connaître à l'avance: ancienneté, hérédité, caractère, nature de la goutte, constitution, idiosyncrasie du goutteux.

Tout ce que l'on était en droit d'exiger, c'était une amélioration assez prompte, même pour les cas graves, afin que l'on ne pût douter du résultat final: or, comme nous l'avons déjà dit, après quelques mois, les progrès seront tels que le goutteux pourra ensuite juger par lui-même.

Il n'est pas condamné à prendre des

pilules sans fin. Quand le mieux est consolidé, il peut s'abstenir; il suit les diverses phases de la maladie.

Dans le cours du traitement, on peut suspendre les doses, pendant quelques jours, sans inconvénient. Qu'on n'oublie pas cependant que celui qui veut la fin, doit vouloir les moyens: si l'on désire la guérison, qu'on se soumette aux règles prescrites pour l'obtenir.

En un mot, il faut proportionner sa patience, son énergie à la durée, à l'opiniâtreté du mal, et toujours surveiller et poursuivre l'ennemi jusqu'à une victoire complète.

Action des pilules.

Ces pilules qui, comme nous l'avons vu, modifient profondément, à la longue, la diathèse goutteuse, ne produisent aucun effet immédiatement appréciable.

Ainsi, on ne doit craindre ni nausées, ni vomissements, ni anorexie, ni diarrhée, ni transpiration, en un mot, aucun trouble quelconque ne se manifeste dans l'économie.

L'estomac le plus faible, le plus irritable, le plus susceptible n'en ressent aucune gêne. Elles sont d'une innocuité parfaite. Si l'on tentait d'en tirer un argument contre leur efficacité, je pourrais citer entre autres, les pilules d'hydro-ferro-cyanate de potasse et d'urée, aussi énergiques souvent que le sulfate de quinine pour couper la fièvre, et qui n'ont aucune espèce de retentissement sur la santé. D'ailleurs c'est à l'expérience qu'il convient d'en appeler pour juger en dernier ressort.

Les pilules que je viens de citer, ont encore avec les miennes ce trait de ressemblance, qu'on en pourrait prendre, dans la même journée, 30 ou 40 sans aucune espèce d'inconvénient.

Tout le secret consiste dans la préparation, le choix et l'opportunité des médicaments.

Des rhumatismes.

Les rhumatismes ont, en général, des liens d'affinité si étroits avec la goutte, qu'ils ont toujours été regardés comme de la même famille. Aussi la médication anti-goutteuse est-elle la meilleure qu'on puisse leur opposer.

Dans notre première édition nous avions exprimé quelques doutes sur la promptitude du résultat ; mais depuis lors, de nouvelles et plus nombreuses expériences ont dissipé toute espèce d'incertitude, et les rhumatisants n'auront qu'à se louer de la nouvelle méthode que nous leurs offrons.

Il importe d'établir ici la même distinction que nous avons faite entre la goutte aiguë et la goutte chronique.

S'il s'agit de rhumatismes excessivement douloureux, avec gonflement des articulations, tension, chaleur, rénitence de la peau, avec tout le cortège enfin des symptômes que produit ordinairement le rhumatisme aigu ou sur-aigu, c'est à la liqueur qu'il faut recourir.

Quant aux doses et aux règles à observer, il faut suivre la même marche que nous avons tracée pour la goutte aiguë.

Quand il sera question de rhumatismes chroniques, ou qu'il s'agira de prévenir le retour d'un rhumatisme aigu, c'est aux pilules qu'il faut avoir recours, en se conformant aux avis donnés pour la goutte chronique.

J'ajoute seulement que, si tous les mois environ, l'amélioration n'était pas assez marquée, on ferait bien de prendre quelques petites cuillerées de la liqueur pour favoriser l'effet des pilules, en obtenant une légère purgation.

Lotions calmantes.

Ces lotions ne peuvent en aucune façon suppléer la liqueur ou les pilules, dont le propre est d'agir sur les éléments mêmes du mal ; mais elles offrent une ressource qui peut être utilisée.

En voici la formule :

Alcool camphré,	5 gram.
Baume de Fioraventi,	50
Ammoniaque liquide à 22°	35
Eau distillée,	500

Cette eau est celle dont je me sers le plus habituellement. Si l'on voulait, dans quelques circonstances, en accroître la force, on augmenterait la dose de l'alcool et de l'ammoniaque ; et pour la diminuer, à l'égard de certaines personnes dont la peau est tendre et délicate, il suffirait de l'étendre d'eau.

Lorsqu'un membre est atteint, il est bon, tout en prenant les cuillerées ou les pilules, de se frictionner le membre avec un linge ou une éponge imbibée de l'eau calmante. Il faut surtout éviter le froid, pendant ces lotions, qui sans être jamais nuisibles, sont souvent avantageuses.

Après avoir bien lotionné les membres attaqués, il faut tenir sur la partie douloureuse une compresse imprégnée d'eau calmante et la renouveler selon le besoin.

Ces lotions ont quelquefois apaisé la violence de la douleur, et donné ainsi le temps à l'action de la liqueur ou des pilules de se produire. Elles ont souvent aussi remédié à la faiblesse et au gonflement, suites d'une crise forte ou prolongée.

Dans certains cas, des lotions sur toute la périphérie du corps ont produit un bon effet. Dans d'autres, des bains de pieds, avec addition de 100 à 200 grammes de soude ou de potasse, ou des bains entiers avec 500 ou 1,000 grammes, et une ou deux poignées de sel marin, ont bien réussi.

C'est à l'expérience et à la sagacité d'un médecin habile qu'il faut en appeler pour satisfaire aux différentes indications.

Nous le répétons : ces lotions, ces bains, ne doivent être regardés que comme des moyens accessoires ; la médication fondamentale, basée sur la liqueur ou les pilules, *peut s'en passer ;* mais comme leur association a été souvent fort utile, nous avons dû les faire connaître.

Il nous eût été facile, comme à tant d'autres, de composer un volume, en rapportant longuement un grand nombre de faits. Nous aurions pu aussi décrire en détail tous les symptômes de la goutte aiguë, chronique, de la goutte irrégulière ou anomale, et de bien d'autres espèces de goutte encore. Mais à quoi bon tous ces tableaux où l'imagination peut toujours revendiquer la meilleure part? Le goutteux ne demande-t-il pas plutôt la guérison que la description de souffrances qui ne lui sont que trop intimement connues? De quelle utilité seraient de longs commentaires sur des observations plus ou moins exactes, si ce n'est de flatter l'amour-propre et de satisfaire la gloriole de l'auteur, sans profit aucun pour le malade?

Si nous n'avons pas publié les lettres de félicitations qui nous ont été adressées, c'est que nous n'avons pas l'habitude d'emboucher la trompette, et nous pensons que le succès, pour être légitime et durable, ne doit être fondé que sur la vérité pure et simple de ce que l'on annonce. Les choses bonnes et consciencieuses se recommandent assez par elles-mêmes. D'ailleurs nous tenons à la disposition de tous ceux qui voudront se convaincre les preuves les plus nombreuses et les plus authentiques.

Régime des goutteux.

Il serait impossible d'en prescrire un qui pût convenir à tous les goutteux indistinctement ; chaque constitution a ses règles particulières. Nous pouvons dire, en thèse générale, que les goutteux doivent s'abstenir de viandes noires fortement azotées , de boissons alcooliques, de vins capiteux, en un mot d'une alimentation trop succulente qui, sous un petit volume, fournit au corps des matériaux trop abondants dont il se trouve surchargé.

Mais s'il est important de régler la vie du corps, il l'est encore bien plus de régler celle de l'esprit.

Les passions ardentes sont la source la plus féconde des maladies et de la goutte en particulier. Ainsi je connais un goutteux, chez lequel un accès de colère est presque toujours suivi d'un accès de goutte. D'autres excès sont souvent punis de la même manière, et si le châtiment n'est pas toujours aussi prompt, il est rare qu'on y échappe entièrement, tant il est vrai qu'un traité de morale serait encore un bon traité d'hygiène.

Je n'attaque pas seulement ici les passions mauvaises, mais toutes les affections de l'ame portées à un trop haut degré : l'exaltation, la tristesse, les préoccupations trop vives, une ardeur trop grande pour l'étude : Sydenham, composant son fameux *Traité sur la goutte*, avait prédit que ce travail opiniâtre lui vaudrait un accès et plus long et plus douloureux, et la prédiction se vérifia.

En résumé, la sobriété en tout et pour tout doit être pour le goutteux une loi dont il ne saurait s'affranchir, sans s'exposer à des attaques et plus fréquentes et plus terribles.

Dans toutes les maladies des goutteux, il ne faut jamais perdre de vue la constitution primitive. Une affection dont on ne peut triompher et qui de prime-abord semble étrangère à la goutte, n'est très-souvent qu'une *goutte remontée* ou *larvée*, et ne disparaîtra par conséquent que par les anti-goutteux.

Objections de certains goutteux.

Il est des malades qui semblent tenir à leur goutte, comme l'avare à son trésor. Ils s'imaginent, les pauvres gens, que la goutte est un brevet de longévité et qu'avec elle on est à l'abri de beaucoup d'autres maladies ; comme si la goutte ne mettait pas sans cesse les jours en péril ; et comme si par elle-même elle n'était pas le plus cruel de tous les fléaux. Des milliers d'exemples ne prouvent-ils pas en outre que la goutte est le germe des plus funestes affections auxquelles l'humanité soit en proie ? Les maladies, filles de la goutte, épouvantent l'imagination non-seulement par leur nombre et leur gravité, mais surtout par leur soudaineté foudroyante:

c'est l'épée de Damoclès sans cesse suspendue sur la tête.

D'autres goutteux redoutent une répercussion, une métastase, une transposition sur un organe important. Ces craintes sont légitimes et méritent une explication.

Quand la goutte était regardée comme un hôte inconnu, mystérieux, dont la visite glaçait d'effroi, mais dont il importait de respecter les caprices, sous peine de s'attirer toute sa colère et toute sa vengeance ; quand on immolait des victimes pour apaiser son courroux, comme au temps du poète Lucien (1), alors le goutteux dans son ignorance et son espèce de fétichisme, pouvait bien se courber sous les coups de la douleur,

(1) ΤΡΑΓΟΠΟΔΑΓΡΑ.

comme l'esclave stupide sous les coups de fouet d'un maître barbare; il était en quelque sorte excusable de se présenter en holocauste à la goutte, comme les peuples superstitieux sacrifient aux mauvais génies pour se les rendre favorables; mais si la science n'est pas un vain mot; si la chimie a porté son flambeau dans des questions autrefois si obscures; si enfin la goutte n'est et ne peut être qu'une concentration dans l'économie de sels qui ne trouvent pas d'issue, comme le prouvent physiquement et invinciblement les concrétions salines que la goutte laisse sur son passage, pour nous enseigner elle-même son origine et sa nature, il est évident que ce qu'il y avait à faire, c'était de trouver un médicament ou un composé quelconque qui, en rendant ces sels solubles, les expulsât du corps.

Voilà précisément le but que ne manquent jamais d'atteindre la liqueur et les pilules curatives et préventives de la goutte.

Dès lors, il est clair comme le jour que cette médication doit bannir non-seulement toute crainte de répercussion, mais qu'elle doit au contraire inspirer la plus parfaite sécurité. En effet, en chassant au dehors la surabondance des matières salines qui, accumulées, amoncelées dans les organes, y portent le ravage et la mort, l'équilibre se rétablit; les articulations, libres d'entraves, s'assouplissent; les appareils fonctionnent sans difficulté, et la vie circule partout librement.

Nous ne saurions trop le redire : ce ne sont pas ici des hypothèses, de vaines théories, mais des vérités palpables, des faits physiques, matériels, confirmés par toutes nos expériences, répétées mainte et mainte fois.

Nous engageons du reste les personnes qui hésiteraient encore, à livrer à un chimiste habile le produit de leurs sécrétions pour ne conserver aucune incertitude dans leur esprit.

En faisant cet appel, notre intention est d'asseoir la conviction sur une base inébranlable ; en sorte que les goutteux qui, dans le doute, se sont abstenus, songent enfin à se garantir de tous les maux dont l'avenir les menace; et ceux qui ont fait usage, sans discernement, de médicaments dont le mode d'action est inconnu, doivent réfléchir à une conduite aussi aveugle et aussi pleine de dangers.

Objections de quelques médecins.

Mais, dit-on encore, des médecins pensent qu'il n'y a rien à faire à la goutte.

Que les médecins soient divisés sur cette question, comme sur beaucoup d'autres, il n'y a rien d'étonnant. Les autres professions libérales n'offrent pas non plus un accord bien fraternel.

Quelques médecins conseillent de s'abstenir, parce que, ne pouvant eux-mêmes rien contre la goutte, ils sont portés à penser que les bornes de leur esprit sont la limite naturelle de la science. En conséquence ils délivrent gratuitement un brevet d'incapacité générale. C'est peut-être de la libéralité, mais ce n'est pas de la justice.

D'autres pensent qu'ils auraient dû

trouver le remède, s'il en existait ; encore bien qu'ils n'aient pris ni le temps, ni la peine de chercher : c'est-à-dire, qu'ils voudraient récolter sans avoir semé ; ce serait fort commode, mais fort peu légitime.

Nous n'en finirions pas si nous voulions scruter les motifs patents ou secrets des opposants.

Aux médecins honorables et instruits qui protestent, nous dirons : pourquoi, *a priori*, vous inscrire en faux contre tout remède anti-goutteux ? Considérez-vous la goutte comme une espèce de *noli me tangere*, une sorte de mal sacré, une plaie de Dieu qu'il serait impie de guérir ?

Si telle n'est pas votre pensée, pourquoi interdire toute recherche aux hommes laborieux et frapper d'avance de discrédit le résultat de leurs veilles et de leurs travaux? Qui peut se croire assez haut placé pour régner seul sur la science?

Sans doute, il y a des abus à déraciner et le charlatanisme à détruire, aussi est-ce un droit et un devoir d'appliquer un critérium sévère; mais s'ensuit-il qu'il faille nier tout progrès nouveau?

Si la goutte devait s'apaiser d'elle-même, les attaques s'affaiblir de plus en plus, si enfin on entrevoyait une limite aux souffrances, le conseil de ne rien faire pourrait, à la rigueur, se concevoir encore; mais si l'expérience quotidienne prouve surabondamment que la goutte, livrée à elle-même, ne pardonne jamais; que si elle semble quelquefois sommeiller, son réveil est tôt ou tard terrible, on comprendra la responsabilité de ceux qui conseillent de se croiser les bras, et le désespoir qui rongera un jour, mais trop tard, leurs pauvres victimes.

Si quelqu'un a jamais été compétent pour donner un avis, en pleine connaissance de cause, c'était assurément le grand Sydenham, si justement nommé l'*Hippocrate anglais* : en proie à de violents accès de goutte, il cherchait un remède sans jamais désespérer, et demeurait convaincu qu'un jour on le découvrirait, et qu'on devait encourager noblement tous les efforts consciencieux pour y parvenir.

Il serait donc temps enfin de réunir en faisceau toutes les forces vives du corps médical pour chasser la goutte, ce désespoir de la médecine et ce fléau de l'humanité.

RÉSUMÉ.

—

Avantages de la liqueur.

1° On n'aura pas à craindre de crises aiguës, puisqu'on pourra toujours les conjurer, dès que les premiers symptômes menaceront. Ainsi l'on ne sera jamais cloué sur son lit de douleur, et l'on pourrà toujours vaquer à ses affaires;

2° Cette liqueur, employée pendant un accès, n'importe à quelle période, et quelque violente que soit la douleur, on verra bientôt le calme se rétablir et tout rentrer peu à peu dans l'ordre ;

3° Par son usage, à des époques déterminées, la concentration des sels n'ayant plus lieu, la goutte ne pourra plus éclater aussi facilement; de même que la soupape de sûreté prévient l'explosion de la vapeur ;

4° La santé générale s'améliorera de plus en plus, débarrassée qu'elle sera d'une surabondance de principes qui produisent non-seulement la goutte, mais la gravelle, les rhumatismes et ces mille maladies protéiformes, qui épuisent les pauvres malades sans trève et sans relâche ;

5° Toutes les constitutions, quelque nerveuses, quelque fatiguées qu'elles soient, pourront toujours user de cette liqueur, puisque, prise même en lavement, elle conserve toute sa vertu.

Il n'y a pas, que je sache, de contre-indication à l'usage de la liqueur. Si cependant l'estomac était d'une susceptibilité nerveuse extraordinaire, habituellement sujet au vomissement, ou affecté d'inflammation aiguë, il serait prudent alors d'administrer le médicament à très-petite dose, ou mieux encore en lavement.

RÉSUMÉ.

—

Avantages des pilules.

Lorsque l'accès aura totalement disparu, soit au moyen de la liqueur, soit par une méthode quelconque, le plus vulgaire bon sens commande d'effacer les traces des accès passés et de parer aux accès futurs : c'est le double but que les pilules doivent atteindre.

Ici aucune objection, même spécieuse, ne peut se produire, puisque l'on n'a à craindre aucun effet immédiatement perceptible.

Les appareils digestif, sanguin, nerveux, n'en sont nullement ébranlés :

c'est une action lente, mais sûre de dépuration goutteuse, et l'on ne s'apercevra du résultat, que par l'ajournement des attaques, qui deviendront de plus en plus rares et bénignes, jusqu'à leur complète disparition.

En même temps, la souplesse et la liberté des mouvements grandiront, et les nodus, ce cachet, jusqu'ici indélébile, se ramolliront, sans s'ulcérer, pour s'effacer progressivement.

Ainsi la goutte n'effraiera plus par ses anomalies et ses métastases, et le goutteux sera enfin délivré de ses horribles angoisses.

En thérapeutique il ne faut jurer que par des faits.

Je n'ai pas besoin, je pense, d'avertir

que ce n'est pas ici une pure hypothèse. Les théories, quelque brillantes qu'elles apparaissent, sont si souvent et si cruellement démenties par la réalité, qu'il faut, en thérapeutique surtout, ne jurer que par les faits. Les conjectures, on le sait, ne manquent jamais, les préceptes ont toujours abondé ; mais la pratique, la saine et bonne pratique a toujours été aussi rare qu'elle est précieuse. Qu'importent les raisonnements plus ou moins spécieux ? Un médicament qui guérit, réunit, selon moi, les plus excellentes conditions, et n'a nul besoin de démonstrations, peut-être très-savantes, mais parfaitement oiseuses.

Or, après une expérimentation de plus de vingt-cinq ans, nous avons atteint le but de toutes nos recherches, et nous sommes heureux de voir nos travaux, nos sacrifices de tous genres, couronnés enfin par le succès.

Précautions pour conserver à la liqueur et aux pilules leur homogénéité.

La liqueur et les pilules *curatives* et *préventives* de la goutte sont composées sur ordonnance magistrale.

Pour conserver leur composition pure et intacte, nous avons dû, dans l'intérêt des goutteux, prendre les plus grandes précautions.

En effet, à peine une recette est-elle publiée que chacun aussitôt s'empresse de la modifier, de la torturer de mille manières. On retranche une substance à cause de sa cherté, on en ajoute une autre par amour-propre, on abrège la composition par économie de temps ou d'argent, tout le monde enfin veut avoir voix au chapitre, c'est une telle discordance qu'on finit par ne plus s'entendre.

De tous les médicaments fameux, légués par l'antiquité, consacrés par une longue expérience, il n'en reste pas un seul en crédit, parce qu'aucun n'a conservé sa pureté native.

Nous devions donc, dans l'intérêt public, faire choix d'un pharmacien nous présentant toutes les garanties d'honneur et de capacité, l'initier à nos formules et à nos manipulations afin d'être certain qu'elles seraient scrupuleusement exécutées.

En s'adressant à la pharmacie que nous indiquerons à la fin de cette notice, les goutteux y trouveront notre médicament bien préparé et toujours homogène.

En désignant une pharmacie particulière nous avons encore un autre but, c'est que le même pharmacien, préparant souvent les mêmes substances, s'y montrera beaucoup plus habile et conservera ainsi au médicament une identité parfaite, et sur laquelle on ne pourrait malheureusement pas toujours compter, s'il était préparé par tout le monde.

On sait de reste que les médicaments, quels qu'ils soient, qui devraient être toujours identiques, sont aussi différents que les officines où ils ont été préparés. Aussi les meilleurs médecins, dans certains cas, et pour certaines formules, sont-ils obligés de recommander une pharmacie spéciale, puisque de l'exécution loyale et consciencieuse de l'ordonnance dépend toute son efficacité.

Au reste, le choix que nous avons fait du pharmacien est tellement honorable qu'il nous dispense de rien ajouter.

Quoique ce médicament, administré selon nos prescriptions, ne présente aucune espèce de danger, nous engageons cependant les goutteux à n'en faire usage qu'avec l'agrément de leur médecin qui en surveillera les symptômes et les modifiera selon les indications à remplir.

Ceux de nos honorables confrères qui, dans des cas difficiles, ont bien voulu en appeler à notre expérience, ont trouvé et trouveront toujours en nous le concours le plus empressé et le plus parfait désintéressement.

Projet d'envoi à l'Académie.

Nous avions pensé à envoyer à l'Académie notre formule; mais la question, au lieu d'avancer, aurait été ajournée indéfiniment, et serait même demeurée sans solution possible. L'Académie aurait eu besoin de la sanction de faits nouveaux. Les nôtres, malgré leur authenticité, n'auraient pas suffi : or, quand il s'agit d'une maladie qui exige plusieurs années pour une seule expérience, on ne peut raisonnablement attendre d'une commission, malgré tout son zèle, qu'elle y consacre tout son temps, à l'exclusion de tout autre objet.

Au reste, si nous avions gardé quelques doutes, un fait éclatant venait de se passer en pleine Académie qui les aurait vite dissipés. Le docteur Baud, après des recherches infinies, des fatigues physiques et morales, telles que les inventeurs seuls peuvent les apprécier, avait proposé un nouveau fébrifuge en remplacement de la quinine. Il apportait cent soixante cas, observés par lui et par quelques-uns de ses confrères. Le rapporteur de la commission, nommée par l'Académie elle-même, en avait recueilli trente autres, confirmatifs des premiers ; il semblait dès lors qu'il n'y avait plus qu'à féliciter l'auteur de sa découverte, dont l'importance était incalculable sous tous les rapports : c'est pourtant ce qui n'a pas eu lieu.

Le Ministre, au nom de l'Académie, lui a répondu que, dans une question si grave, toute solution exigeait une expérimentation prolongée et répétée.

Il ne s'agissait cependant que de fièvre intermittente. En quelques mois, la question aurait pu être pleinement étudiée, et jugée à tout jamais. S'il n'en a pas été ainsi, et ce cas n'est pas isolé, les académiciens se rappellent beaucoup de faits semblables, qu'aurais-je pu espérer pour une question dont l'examen demande de longues années pour sa solution? J'ai donc dû renoncer, à mon grand regret, aux suffrages de la savante société, et je me suis décidé à établir, en quelque sorte, une vaste enquête publique; à faire appel à tous les hommes d'étude, pour résoudre enfin un des plus grands problèmes de la thérapeutique. Nous convions donc la grande famille médicale à cette œuvre scientifique et humanitaire, et nous hâtons de tous nos vœux le jugement impartial de ce jury solennel.

Quant aux goutteux, leur concours ne peut nous manquer, puisqu'il s'agit ici de leurs plus chers intérêts. Nous n'avons pas besoin de stimuler leur zèle : ceux qui ont souffert compatissent volontiers aux maux d'autrui ; le passé nous répond de l'avenir ; tous s'empresseront de nous envoyer le tribut de leurs consciencieuses observations, pour enrichir la science de faits nombreux et irréfragables.

Nous recevrons avec reconnaissance les renseignements qui nous seront adressés dans l'intérêt public et dans un but scientifique, et nous prions les personnes qui déjà ont bien voulu le faire, d'en agréer ici nos plus sincères remerciements.

Le docteur LAVILLE,

79, rue du Bac, à Paris.

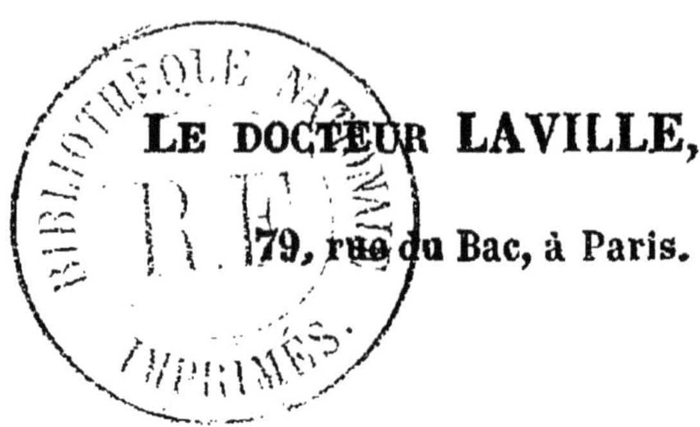

La liqueur et les pilules demandant un temps considérable et des soins tout particuliers pour leur bonne confection ; nous avons dû choisir une pharmacie bien connue pour être à l'abri de tout reproche, et dont l'honneur et l'intérêt fussent engagés à ne rien négliger.

L'on peut s'adresser en toute confiance :

A la pharmacie Béral, 14, rue de la Paix, à Paris.

www.ingramcontent.com/pod-product-compliance
Ingram Content Group UK Ltd.
Pitfield, Milton Keynes, MK11 3LW, UK
UKHW020202200726
13856UKWH00003B/1149

9 782011 927941